D.M&K

CARDIOLOGIE

PRESCRIPTIONS PRATIQUES

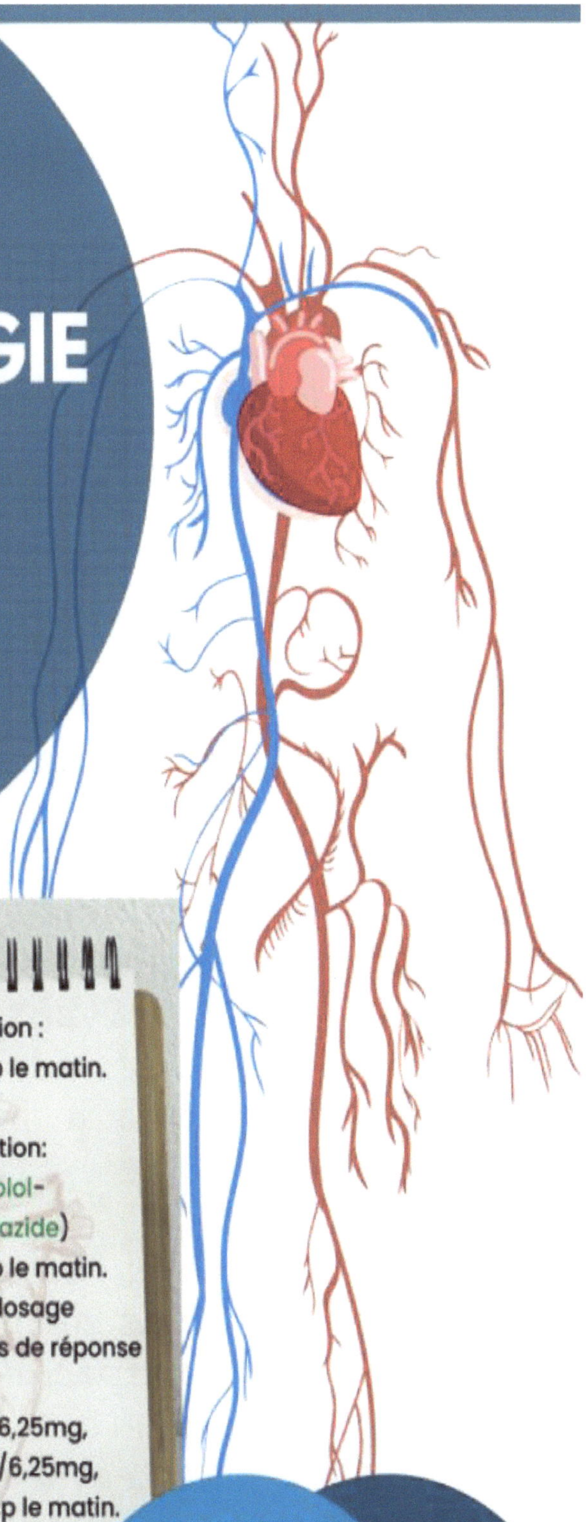

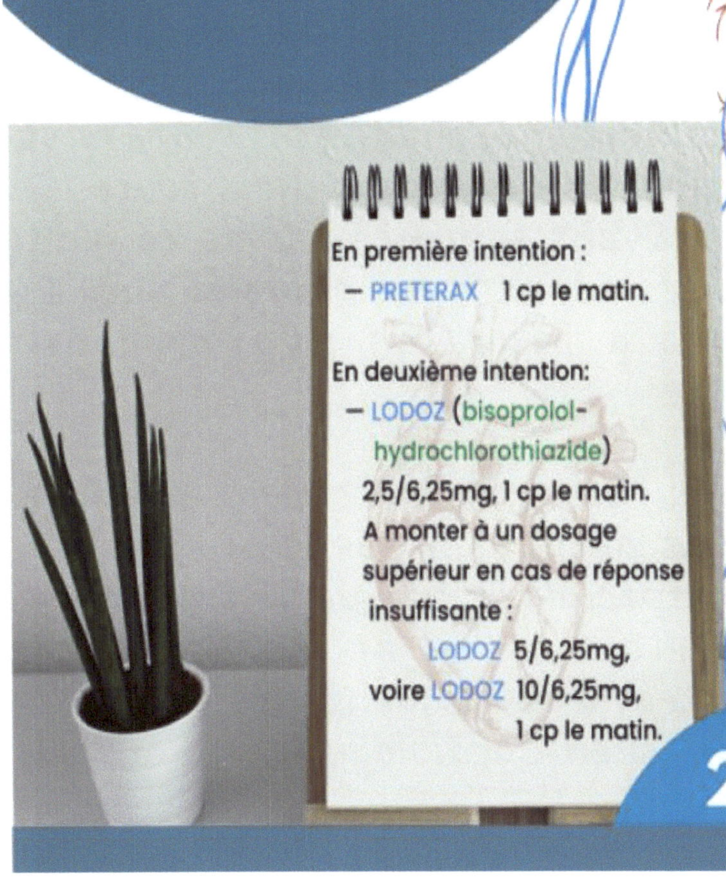

En première intention :
— PRETERAX   1 cp le matin.

En deuxième intention:
— LODOZ (bisoprolol-
  hydrochlorothiazide)
  2,5/6,25mg, 1 cp le matin.
  A monter à un dosage
  supérieur en cas de réponse
  insuffisante :
      LODOZ 5/6,25mg,
  voire LODOZ 10/6,25mg,
        1 cp le matin.

2024

Présentation

Vue que les prescriptions médicamenteuses et les approches thérapeutiques évoluent selon les recommandations des sociétés savantes et des autorités de santé, les praticiens ont besoin d'être à jour.

Ce guide pratique ; avec des prescriptions courantes en Cardiologie, essaie d'être plus proche possible et plus adaptée à chaque patient; aussi facile et simple pour une bonne compréhension. L'ensemble des auteurs, praticiens hospitaliers -internes, généralistes ou spécialistes- exerçant dans toutes les régions de France peuvent se bénéficier de ce guide réunissant les qualités décrites. ce guide facilite les soucis de mettre à jour les propositions thérapeutiques.

Chaque prescripteur débutant et chaque praticien plus ancien désirant actualiser ses connaissances dans les différnetes spécialités trouveront donc une proposition d'ordonnance et de conduite thérapeutique adaptées à la majorité des situations cliniques courantes - ici en Cardiologie-.

Sommaire

Index

Douleur

Palier 1

1— PARACETAMOL (en première intention)
- ✓ Antalgique de première intention en cas de grossesse et d'allaitement.
- ✓ Contre-indication: L'insuffisance hépato-cellulaire et l'allergie (très rare).
- ✓ Posologie : 500 mg ou 1 g en 3 ou 6 prises jusqu'à la dose max de 4 g/jour avec un espacement
- ✓ des prises d'au moins 4 heures, tout en surveillant la fonction hépatique ; risque de nécrose hépatique en cas de surdosage (10g/jour).
- ✓ Population pédiatrique: 15mg/kg/6h ou 10mg/kg/4h **(Pratiqument en mileux hospitalier: Perfalgan 1.5xpoids CC/06h ou le poids CC/04h, exemple: si un nourisson pèse 10 kg, on le donne soit 15cc/06h soit 10cc/04h).**
- ✓ L'antidote est le N-acétyl cystéine.

2— Les AINS (attention au risque de toxicité rénale et n'oublier pas de les associer à un protecteur gastrique comme Oméprazole 20 mg.
- ✓ — L'ASPIRINE (500 mg ou 1 g ne 3 ou 6 prises, dose max de 4 g/jour) est peu utilisé dans ce contexte. efficace+++ lors de céphalées, myalgies, douleurs osseuses et arthralgies.
- ✓ Aucun intérêt à associé deux AINS y comprenant l'aspirine.

Palier 2

- ✓ 1— PARACETAMOL CODEINE

Contre-indication: Insuffisance hépato-cellulaire, allergie, insuffisance respiratoire, allaitement et dernières semaines de grossesse.
- ✓ Posologie : jusqu'à 3 g de paracétamol et 1,5 mg/kg/jour de codéine sans dépasser 180 mg/jr.
- ✓ Il y'a une forme à libération prolongée, la dihydrocodéine (DICODIN, 60 mg LP en 2 prises par jour soit 2 cp maximum par jour) et différentes formes associées au paracétamol exemple: Co-doliprane cp 500mg/30mg ou 400/20mg 1cp 2à3x/jr.
- ✓ La forme sans paracétamol peut être prescrite lorsque on a besoin de surveilleer la courbe de température pour ne pas la masquer (exemple dans la surveillance de l'efficacité d'un antibiotique).
- ✓ 2— Chlorhydrate de tramadol :

TRAMADOL cp 50 mg: 1cp 2 à 4 fois/jr.
Association tramdol-parcetamol cp 37.5/325mg exemple Xamadol.
- ✓ 3— BUPRENORPHINE (Temgésic): 1 à 2 cp x 3/jour (maximum 5 cp par prise).

Palier 3

-La morphine est le traitement de première intention (example; Chlorhydrate de morphine.
On débute en général avec une posologie de 10 mg toutes les 4 heures (5 mg chez le sujet âgé) exemple: Skenan 10mg LP

Cardiologie

✓ **Artériopathie oblitérante des membres inférieurs (AOMI)**

Examen de choix: EchoDoppler artériel ++++

1. Stades cliniques:
Stade 1 : asymptomatique, abolition d'un pouls.
Stade 2 : claudication intermittente.
Stade 3 : douleurs de décubitus.
Stade 4 : troubles trophiques, ulcères artériels, gangrène.

3. Revascularisation
L'indication et la technique sont discutées au mieux en réunion médico-chirurgicale.

2. Règles hygiéno-diététiques

— Arrêt absolu du tabac.
— Marche régulière (pour le développement des collatérales), jusqu'au seuil douloureux.
— Eviter les situations à risque de traumatisme local.

— Traitement des autres facteurs de risque de l'athérome +++

ORDONNANCES

1.AOMI stade 2

— Règles hygieno-diététiques.

—PLAVIX [clopidogrel], 1 cp par jour.
— FONZYLANE 300 , 2 cp par jour.
— TAHOR [atorvastatine] 10 mg, 1 cp le soir.

— TRIATEC 2,5 mg à monter jusqu'à 10 mg /jr, 1 cp jr en une prise.

2. AOMI stade 2 fort ou 3
— Envisager une revascularisation ++ (donc artériographie).
— Vaccination antitétanique à jour.

3.Ischémie aiguë et AOMI stade 4
— Hospitalisation pour perfusions, éventuellement prostacycline IV, anticoagulation et revascularisation en urgence soit médicalement par radiologie interventionnelle, soit par chirurgie.

Cardiologie

✓ Embolie pulmonaire

Angio-IRM et angio-scanner pulmonaire+++

— Evoquer d'emblée le diagnostic.
— Apprécier la sévérité du tableau clinique.
— Oxygénothérapie éventuelle.
— Adresser le patient en milieu hospitalier en transport médicalisé.

Embolie pulmonaire de petite ou moyenne importance

— Repos strict.
— Oxygénothérapie et surveillance de la SPaO2 en continu.
— Héparine à la seringue : bolus 100 UI/kg IVD suivi de 500 UI/kg/jour à adapter en fonction du TCA (2 à 3 fois le témoin)
ou bien plus simple : INNOHEP 175 UI/kg/jour en une seule injection sous cutanée/jrs avec surveillance de l'activité anti-Xa en cas d'insuffisance rénale.
— Relais précoce par PREVISCAN 1 cp par jour, à adapter ensuite en fonction de l'INR (entre 2 et 3) :
- bas de contention veineuse ++,
- lever autorisé dès l'hypocoagulabilité correcte obtenue.
— Durée du traitement anticoagulant : 6 mois, ou à vie en cas de facteur de risque de récidive (syndrome des antiphospholipides, déficit en facteur de la coagulation...).

embolie pulmonaire grave avec choc

— En service de soins intensifs
- en l'absence de contre-indication, thrombolyse par ACTILYSE [altéplase] 100 mg IV sur 2 h suivie de HEPARINE à la seringue 400-600 UI/kg/jour,
- mise sous drogues inotropespositives,
- si contre-indication à la thrombolyse, chirurgie en urgence.

L'interruption partielle de la veine cave inférieure

— Extension de la thrombophlébite, récidive d'EP malgré un traitement bien conduit.
— Contre-indication formelle aux anticoagulants.
— Coeur pulmonaire chronique post-embolique et thrombose veineuse récente.
— Caillot flottant dans la veine cave inférieure.

Cardiologie

✓ Hypertension artérielle (HTA)

Classification	PAS(cmHg)	PAD(cmHg)
HTA légère	14-15,9	9-9,9
HTA modérée	16-17,9	10-10,9
HTA sévère	18 ou + de 18	11 ou +de 11

En cas d'HTA de 2 classes différnete, exemple 18/10 ou 17/11cmHg , on choisit la plus sévère (HTA sévère ici)

— Sujet asthmatique : éviter les bêtabloquants non cardio-sélectifs, préférer CELIPROLOL 200mg ou choisir une autre classe.

Ordonnance n° 1 : diurétique
— MODURETIC ou ISOBAR ou FLUDEX LP **1,5 mg, 1 cp le matin.**
Les diurétiques non épargneurs de potassium prescrits seuls obligent souvent à une supplémentation sous forme de sels de potassium et compliquent la surveillance et l'observance. Un contrôle régulier de la créatininémie, de la natrémie et de la kaliémie ,ionogramme après 2-3 semaines de traitement, **puis 1 fois tous les 6 mois. L'uricémie et la glycémie seront surveillées chez les sujets goutteux ou diabétiques.**
Ordonnance n° 2 : bêtabloquant
— bisoprolol **1 cp par jour le matin.**
— Un ECG préalable est préférable pour ne pas passer à côté d'un trouble conductif asymptomatique (BAV du premier degré). Un deuxième ECG est conseillé au cours de la surveillance.
Ordonnance n° 3 : inhibiteur calcique
— ZANIDIP 10 mg, **ou** AMLOR (amlodipine) 5 mg, **ou** ISOPTINE 240 LP ; **1 cp le matin.**
Ordonnance n° 4 : IEC
TRIATEC (ramipril) **(2,5 mg, 5 mg et 10 mg) 1 cp par jour le matin.**
— Un contrôle du ionogramme et de la créatininémie sont souhaitables après 2-3 semaines de traitement, puis une fois tous les 6 mois.
Ordonnance n° 5 : antagonistes de l'angiotensine II
— TAREG (valsartan) **80 mg ou 160 mg ou** APROVEL **150 mg (voire 300 mg) ou** ATACAND **8 mg voire 16 mg), 1 cp par jour le matin.**
— Même surveillance biologique que les IEC

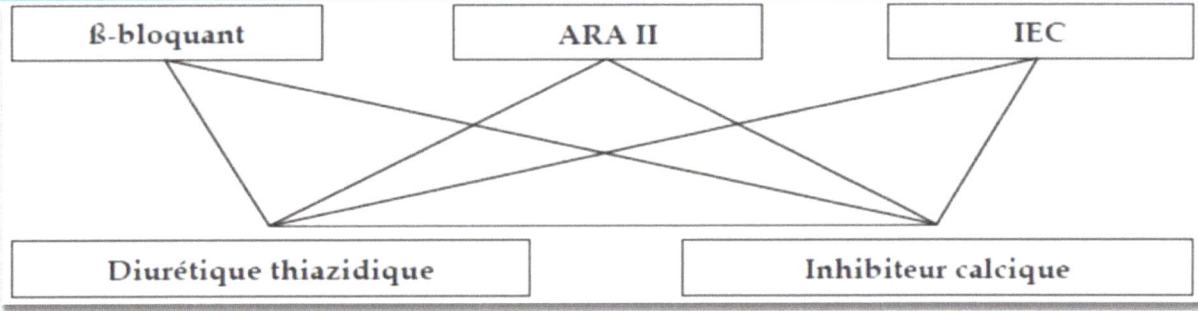

Ordonnance n ° 6 : bithérapie en monoprise, faiblement dosée,
✓ *En première* intention (association périndopril 2,5mg-indapamide 0,625mg):
— PRETERAX 1 cp le matin.
La surveillance biologique est superposable à celle des diurétiques et des IEC.
✓ *association bisoprolol-hydrochlorothiazide :*
— LODOZ 2,5/6,25mg, 1 cp le matin.
A monter à un dosage supérieur en cas de réponse insuffisante : LODOZ 5/6,25mg,
voire LODOZ 10/6,25mg, 1 cp le matin.

Ordonnance n° 7 : autres classes
— *(moxonidine) 0,2 ou 0,4 mg, 1cp par jour.*
— *(urapidil) 60 mg , 1 à 2 cp par jour.*
— *(prazosine) LP 2,5mg ou 5 mg : 1 cp par jour.*

Ordonnance n ° 8 : bithérapie en monoprise, validée en deuxième intention
(pouvant être administrée d'emblée en cas d'HTA sévère)
— *IEC + diurétiques associés : [fosinopril, hydrochlorothiazide],* **1 cp par jour le matin.**
— *Antagoniste de l'angiotensine II + diurétique associés :* COTAREG 80 mg/12,5 mg ou
COTAREG 160 mg/12,5 mg ou COTAREG 160/25 mg.
— *Inhibiteur calcique + bêta-bloquant associés: [félodipine, métoprolol*
succinate], **1 cp le matin.**
— *Inhibiteur calcique + IEC associés:* LERCAPRESS **1 cp par jour.**
— *Inhibiteur calcique + AAII associés:* EXFORGE [amlodipine, valsartan] 5 mg/80
mg ou 5 mg/160 mg ou 10 mg/160 mg selon la sévérité de l'HTA.
La surveillance est celle de chacun des composants pris isolément.

Chez la femme enceinte :
— ALDOMET *250 à 500mg,* ou CATAPRESSAN *1 à 3 cp/*
jour, voire MINIPRESS [prazosine] *et* ALPRESS LP [prazosine], *2 cp par jour.*
— *Avis et surveillance par des spécialistes (cardiologue et obstétricien).*

Traitement de l'urgence hypertensive :
— Ne pas faire baisser trop brutalement les chiffres (une baisse progressive +++).
— Toujours rassurer le patient et son entourage (sinon majoration par le stress ++).
— Si patient asymptomatique : initiation d'un traitement ou majoration des doses
habituelles ou modification du traitement précédemment prescrit.
— Si traitement simplement interrompu : reprise du traitement aux doses habituelles.
— Si insuffisance cardiaque gauche : LASILIX [furosémide] par voie intraveineuse (IV) et
dérivés nitrés sublinguaux, puis intraveineux.
— Si angor instable ou infarctus aigu : ADALATE [nifédipine] déconseillé, nitrés
sublinguaux puis intraveineux.
— Si AVC : la poussée hypertensive à la phase aiguë d'un AVC ischémique ou
hémorragique doit être respectée +++ dans les premières heures, sous peine d'aggravation
neurologique, un traitement par voie veineuse ne s'imposant qu'en cas de complication
cardiaque ou rénale.
— Il ne reste donc que de rares cas où l'on peut utiliser LOXEN [nicardipine chlorure] 20
mg per os, ou CATAPRESSAN [clonidine] 1 amp IM.
— Hospitalisation pour perfusion IV de LOXEN

Cardiologie

✓ Insuffisance cardiaque

Classification de la New York Heart Association (1994) de la capacité fonctionnelle:
- classe I : cardiopathie présente (par exemple à l'échographie), mais sans limitation des activités physiques (asymptomatique),
- classe II : cardiopathie entraînant une légère limitation des activités physiques (dyspnée pour des efforts plus importants que l'activité ordinaire),
- classe III : cardiopathie entraînant une limitation marquée des activités physiques (habillage, toilette, vie quotidienne...),
- classe IV : cardiopathie empêchant toute activité physique, gêne même au repos s'aggravant au moindre effort,

1 : insuffisance cardiaque classe I
— Régime peu salé.
— Activité physique adaptée.
— COVERSYL [perindopril], 2,5 mg, 1 cp le soir, à monter jusqu'à 5 mg.
— En cas d'intolérance aux IEC, [candésartan], 4 mg à monter jusqu'à 16 mg
— LASILIX [furosémide], 20 à 40 mg/jour seulement en cas de signes congestifs (oedèmes).

2. insuffisance cardiaque classe II-III
— idem comme le stade I +
— [bisoprolol], 1 cp à 1,25 mg par jour, prescrit par le cardiologue, à monter jusqu'à 10 mg si possible,
— Eventuellement, adjonction de CORVASAL 2 à 4 mg, 3 cp par jour ou d'un dérivé nitré [trinitrine] patch 10 à 15 mg, sous surveillance de la pression artérielle.
— On peut proposer la mise sous anti-agrégants plaquettaires type aspirine 160 mg par jour.

3. En cas de fibrillation auriculaire associée : avis spécialisé impératif
— DIGOXINE 1 cp par jour si fréquence cardiaque rapide
— Anticoagulants : HBPM à dose curative relayée par antivitamine K (AVK), SINTROM.
— Echocardiographie à la recherche d'une dilatation voire d'une thrombose auriculaire ++ (à diagnostiquer avant toute tentative de réduction, y compris par CORDARONE [amiodarone]).
— Dosages thyroïdiens de base.

4. IC classe IV: avis spécialisé impératif
— Régime sans sel strict + Activité physique minimale,— IEC idem.
— LASILIX [furosémide] 40 à 80 mg +Anticoagulants
SI IC décompensée, le traitement rejoint celui de l'OAP

Cardiologie

✓ Angor d'effort ou stable

Le traitement est « BASIC » : Bêtabloquant + Antiagrégant plaquettaire + Statine + Inhibiteur du système rénine-angiotensine + Contrôle des facteurs de risque.

1. angor d'effort stable, peu ou très modérément invalidant
— Aspegic[acétylsalicylate de lysine] 100 mg
— [aténolol]100 ou [bisoprolol] ou [bétaxodol chlorure] : 1 cp au réveil, ou [acébutolol] 200 ou [céliprolol] :1 cp matin et soir ou [amlodipine], 1 cp par jour.
— En cas d'**intolérance du bêtabloquant**, réduire la dose de celui-ci et prescrire [Ivabradine] 5 mg : 1 cp matin et soir, à monter 7,5mg : 1 cp matin et soir (avec ECG de contrôle).
- Même attitude en cas de **contre-indication aux bêtabloquants** : [Ivabradine]5 mg puis 7.5 mg
— Statine : [pravastatine] 40 mg : 1 cp par jour ou TAHOR [atorvastatine] 10 mg : 1 cp par jour .
— [perindopril] 2,5 mg, 1 cp par jour, à monter sur plusieurs semaines jusqu'à 10 mg par jour.
— VASTAREL [trimétazidine] 35 mg, 2 cp par jour en traitement complémentaire dans les cas non revascularisables.
— NATISPRAY [trinitrine] 0,15 mg : 1 flacon à garder sur soi ; 2 bouffées sublinguales
si douleur (s'asseoir ensuite).

2. angor d'effort stable, résistant à la monothérapie
a— ASPEGIC [acétylsalicylate de lysine] 100 mg/jour.
b.$_1$— Bithérapie un bêtabloquant [bisoprolol] ... soit:
- avec [nicorandil] 10 ou 20 mg 2 cp par jour,
- avec AMLOR [amlodipine] 1cp par jour,
- avec CORVASAL2mg 3 cp par jour,
- avec un patch de trinitrine 5 ou 10 mg [trinitrine],
b.$_2$— ou bien [diltiazem chlorure] 300, 1 par jour avec CORVASAL ou nitrés ou [trimétazidine], 35 mg, 2 cp par jour,
c— [trinitrine] 0,30 mg : 2 bouffées sublinguales si douleur.
d— Statine idem
e— IEC.

Cardiologie

✓ Infarctus du myocarde (IDM)

• Le dosage plasmatique des troponines (en urgence) est devenu la référence pour le diagnostic.
• Est considéré comme « infarctus du myocarde » toute élévation des troponines plasmatiques.

1. La 1ère CAT:

— Poser le diagnostic (clinique + ECG) ; intérêt d'un ECG antérieur.
— Laisser l'ECG branché ++.
— Eliminer un spasme, levé par 2 bouffées de NATISPRAY [trinitrine], à renouveler éventuellement.
— Appel du SAMU, ne pas quitter le patient :
- ASPEGIC 500 mg IV .
- Pas d'injection intramusculaire +++.
- Chlorhydrate de MORPHINE : 1/2 à 1 ampoule SC.

2.A l'hôpital

a.Syndrome Coronarien aigu (SCA) avec sus-décalage de ST:
— Reperfusion en urgence :
a.1/ la thrombolyse à domicile par le SAMU est surtout utilisée quand on n'a pas un accès rapide **(moins de 1 heure)** à un plateau technique permettant coronarographie et angioplastie, et en l'absence de contre indications ;
a.2/ sinon, la coronarographie est quasiment faite systématiquement à la phase initiale +++ **pour bilan des lésions et reperfusion.**

b.SCA sans sus-décalage de ST
— Aspirine : ASPEGIC 500 mg IV ou per os.
— PLAVIX 4 cp en dose de charge.
— HBPM: LOVENOX 0,1 ml/10kg/12 heures.
— Bêtabloquants : Aténolol 5 mg IV relayé par 100 mg per os chaque 6 heures.
— Nitrés : RISORDAN 2 à 5 mg/heure ; contre-indiqué en cas d'atteinte de VD.
En cas d'élévation des troponines, en vue de l'angioplastie, on utilisera des perfusions d'anticorps GP2B3A.
Tout syndrome coronaire aigu nécessitera 12 mois de bithérapie antiagrégante plaquettaire par PLAVIX 1 cp/jour et Aspegic 75 mg/jour.
— IEC à faible dose suivie d'une augmentation progressive des doses.

Cardiologie

✓ Œdème aigu du poumon (OAP)

• L'OAP peut être mortel (asphyxie, trouble du rythme grave) : hospitaliser le patient+++.
• Dyspnée asphyxique débutant souvent la nuit, précédée par des épisodes de dyspnée paroxystique nocturne avec toux, grésillement laryngé, orthopnée, oppression thoracique.

1. La 1ère CAT:
— Calmer le patient.
— Mise en position assise, jambes pendantes.
— NATISPRAY [trinitrine], 0,30, 2 bouffées sublinguales.
— LASILIX [furosémide], intraveineuse directe, 80 mg (4 ampoules).
— Oxygène au masque.

2.A l'hôpital
OAP « standard »
— Mise sous scope, radiographie du thorax.
— Oxygène 6 l/min.
— Arrêt des médicaments inotropes négatifs.
— Perfusion pour injection de LASILIX [furosémide] IVD selon réponse clinique, diurèse et pression artérielle.
— Supplémentation potassique.
— RISORDAN IV : 2 à 5 mg/heure.
— HBPM pour prévention thrombo-embolique.
— Traitement d'une ischémie myocardique (éventuellement par une revascularisation du type angioplastie), d'une arythmie (ralentir une AC/FA rapide), d'une poussée d'HTA...
— Relais des diurétiques IV : passage per os.
— Régime désodé strict.

OAP grave, voire asphyxique
— De toutes façons, réanimation idem, plus mise sous drogues inotropes positives.
— Si hypotension, pas de dérivés nitrés.
— Intubation-ventilation si nécessaire.
— Voire utilisation de noradrénaline, contre-pulsion par ballonnet intra-aortique...

Cardiologie

✓ Péricardite aiguë

- Toute péricardite peut se compliquer de tamponnade.
- La péricardite aiguë virale peut récidiver à court terme.
- Associer à l'aspirine ou à l'anti-inflammatoire per os un protecteur gastrique.

— Douleur thoracique prolongée, continue, non déclenchée par l'effort, augmentée par l'inspiration profonde ou le décubitus dorsal, soulagée par la position assise, insensible à la trinitrine.

— Contexte grippal dans les jours précédents, fièvre.

— L'examen recherche, outre le **frottement péricardique** pathognomoniquedans la **pericardite sèche+++**.

+++ Echocardiographie pour le diagnostic positif (avec le syndrome inflammatoire biologique).

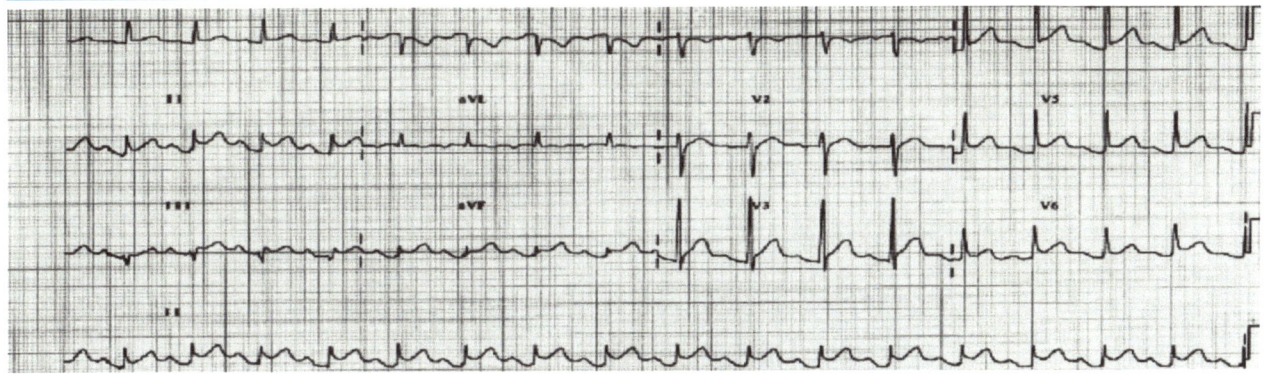

ECG: sus-décalage concave vers le haut, diffus sans miroir
NB: sous décalage du PQ en D2-D3-VF

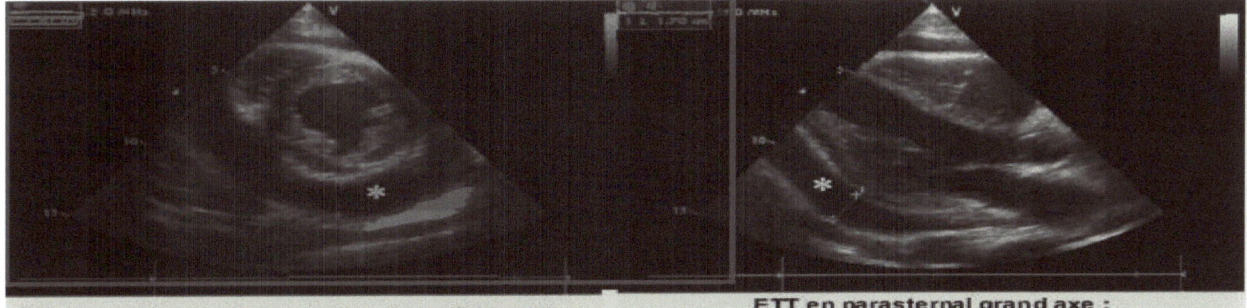

ETT en petit axe : épanchement postérieur (*)   **ETT en parasternal grand axe : épanchement postérieur (*)**

1.peéricardite aiguë virale
— Repos et arrêt de travail.
— ASPEGIC 1000 : 3 fois par jour au cours des repas.
— Eventuellement associés à oméprazole 20mg
par jour.
2. péricardite aiguë traînante
— Avis spécialisé.
— La corticothérapie sera envisagée après avoir éliminé formellement une autre cause.
3. Tamponnade
— Hospitalisation en urgence pour drainage chirurgical ou ponction sous échographie.
— Drogues inotropes positives et remplissage vasculaire.

Cardiologie

✓ Risque thrombo-embolique et TVP

• L'héparinothérapie nécessite un contrôle des plaquettes 02 fois/ semaine..
• Un relais précoce par antivitamines K (AVK) diminue le risque de thrombopénie.
• Une thrombopénie sous héparine doit être confirmée in vitro (immuno-allergie contre-indiquant définitivement l'héparine, sauf situations exceptionnelles).

1. Prophylaxie:
a. risque thrombo-embolique faible
— LOVENOX 2000 UI, ou INNOHEP 3500 UI, 1 injection sous-cutanée par jour.
— Numération plaquettaire préalable ++, puis 2 fois par semaine.
b. risque thrombo-embolique majoré (cancer, antécédents thrombo-emboliques)
— INNOHEP 3500 UI, 1 injection sous cutanée par jour.
— Même surveillance plaquettaire.
c. risque thrombo-embolique élevé
— LOVENOX 4000 UI ou INNOHEP 4500 UI, 1 injection sous-cutanée par jour.
— Même surveillance plaquettaire.

2.Traitement curatif des thromboses veineuses profondes (TVP):
En une seule injection par jour : Fraxiparine 0,1 ml/10 kg ou INNOHEP 175 UI/kg.
— Surveillance des plaquettes 2 fois par semaine.
— La surveillance de l'activité anti-Xa plasmatique peut être nécessaire surtout si insuffisance rénale, poids atypique, inefficacité clinique du traitement, hémorragie. Celle-ci doit se situer entre 0,5 et 1 UI anti-Xa/ml. Pour INNOHEP spécifiquement, l'activité anti-Xa plasmatique ne doit pas dépasser 1,8 UI antiXa/ml.
— Commencer le plus tôt possible les AVK pour pouvoir équilibrer l'INR avant le 10ème jour d'héparinothérapie +++: Sintrom cp 4mg/jr à surveiller par l'activité INR

.

✓ Troubles du rythme, traitement anti-arythmique

- L'usage des anti-arythmiques nécessite un avis spécialisé.
- Tout anti-arythmique (AAR) a des effets: proarythmiques, inotropes négatifs, ralentisseurs de la conduction, et bradycardisants parfois.
- Il faut bien évaluer le rapport risque/bénéfice d'un AAR.
- Faire attention aux interactions médicamenteuses.

Il faut connaître les paramètres suivants avant de instaurer un TRT anti-arythmique:

— **La nature de ce trouble du rythme**, il doit être documenté sur :
  - ECG 12 dérivations , de repos et si possible en crise, enregistrement de Holter (24-48 h), test d'effort, voire R-test, l'interrogatoire du patient qui est utile et peut préciser certains détails cependant il n'est pas toujours fiable et ne permet pas un diagnostic assez précis, par définition électrocardiographique.

— **L'ECG de base** : la fréquence sinusale (rythme sinusal) / auriculaire, aspect des auriculogrammes «largeur, crochetage, morcellement», conduction auriculo-ventriculaire «bloc éventuel et son degré», la fréquence ventriculaire «si elle est différente de la fréquence auriculaire», l'existence ou non d'un trouble de conduction intraventriculaire, la largeur des QRS et la durée et aspect de l'intervalle QTU.

— **La nature de la cardiopathie sous-jacente**, selon la clinique et les examens complémentaires.

— **La Fonction ventriculaire gauche** : Les AAR sont dépresseurs de la contractilité +++ :
  - clinique : gêne fonctionnelle, antécédents de décompensation cardiaque, d'oedème pulmonaire, âge, examen physique,
  - radioscopique,
  - échocardiographique +++ : pour étude de la cinétique globale et segmentaire et calcul de la fraction de raccourcissement et de la fraction d'éjection,
  - autre possibilité : fraction d'éjection à l'occasion d'une ventriculographie isotopique ou radiologique (au cours d'un cathétérisme).

— **La biologie** à rechercher : hypokaliémie, hypomagnésémie, insuffisance rénale (évaluer la clairance de la créatinine), insuffisance hépatique éventuelle, +++dysthyroïdie éventuelle (avant toute administration de CORDARONE) .

— **Les conditions physiologiques ou pathologiques associées** : masse corporelle atypique du patient, grand âge, grossesse , glaucome, hypertrophie prostatique, bronchopneumopathie obstructive, syndrome de Raynaud, oedèmes d'origine veineuse des membres inférieurs, hypotension/hypertension artérielle, goître/dysthyroïdie, diabète...

—**Les traitements associés** :
  - surtout des médicaments allongeant la repolarisation et l'intervalle QT avec risque accru d'arythmies et de torsade de pointes ++ : les diurétiques hypokaliémiants, les laxatifs irritants, les vasodilatateurs cérébraux dérivés de la vincamine, certains neuroleptiques de type phénothiazines, butyrophénones et benzamides, certains antidépresseurs, le lithium, certains antihistaminiques anticholinergiques ou non, certains antibiotiques macrolides et antiviraux, certains antiparasitaires et antipaludéens, certains antifongiques, les gluco/minéralocorticoïdes...
  - les digitaliques : risque accru de bradycardie, risque d'élévation du taux plasmatique,
  - les antivitamines K : avec risque de potentialisation par l'amiodarone et la propafénone avec hémorragies,
  - les antihypertenseurs : risque d'effet additif avec hypotension artérielle,
  - les ciclosporine : augmentation des taux circulants de ciclosporine avec diltiazem et vérapamil,
  - l'association avec un collyre bêtabloquant+++....

✓ Troubles du rythme, traitement anti-arythmique (suite)

1. Les indications à l'étage supraventriculaire

Le TRTdes troubles du rythme à ce niveau se modifie peu par le développement des techniques d'ablation endocavitaire par radiofréquence ou cryo-ablation. Donc la situation change très vite et l'ablation apparaît donc de plus en plus dans la thérapeutique des flutters, tachycardie atriales, tachycardies jonctionnelles par rentrée nodale ou troubles du rythme liés à l'existence d'une voie accessoire. **Avis spécialisé recommandé ++.**

a. les Extrasystoles supraventriculaires

Ne sont pas traitées que si elles sont symptomatiques, polymorphes, en salves fréquentes et soutenues.

b. la Fibrillation auriculaire permanente

— **Avis spécialisé avant de faire une réduction +++.**

— la réduction ne se conçoit que si la fibrillation est permanente et non paroxystique (intérêt d'un Holter +++).

— la réduction ne se conçoit qu'après une étude **échocardiographique** (pour dépister un thrombus auriculaire +++, faire le bilan des lésions, mesurer la taille des oreillettes, évaluer la fonction du ventricule gauche).

— Une AC/FA chez un sujet de plus de 70-75 ans asymptomatique doit être respectée.

— La réduction médicamenteuse (sous surveillance ECG) n'est pas envisageable sauf que si l'arythmie a moins de **24-48 h +++** : sinon, le risque thrombo-embolique est grand et une mise aux AVK préalable, avec hypocoagulabilité correcte (INR entre 2 et 3) pendant au moins 1 mois, sera impérative +++.

— La réduction peut être instaurer par CORDARONE per os (15 mg/kg/jour en ambulatoire, 1cp = 200 mg, sur 24-48 h suivi d'une décroissance jusqu'à 200 mg/jour sans interruption) ou au cours d'une hospitalisation et perfusion de CORDARONE ou FLECAINE, associée à un ralentisseur de la conduction nodale pour éviter une augmentation du rythme ventriculaire.

— faire un **Avis spécialisé** pour discuter d'une cardioversion électrique par choc externe ou d'un simple ralentissement de la cadence ventriculaire, notamment en cas d'arythmie à conduction rapide, par DIGOXINE, CARDENSIEL, SECTRAL, ISOPTINE ou MONOTILDIEM seuls ; si échec, association ou discussion d'une « modulation » de la conduction auriculo-ventriculaire par ablation nodale.

c. Le Flutter atrial et tachycardie atriale (permanents)

Entamer une Cardioversion électrique par choc externe, ou stimulation endocavitaire (OD) ou par voie oesophagienne (OG).

d. La Fibrillation atriale, flutter atrial ou tachycardie atriale paroxystiques, prévention de rechute de fibrillation après réduction

Sous surveillance ECG rapprochée :

— **classe I C** : FLECAINE LP : 1 gélule de 100 à 200 mg par jour, toujours associé à un ralentisseur nodal type bêtabloquant ou diltiazem ou digoxine,

— **classe II**: cas de FA catécholergique (bêtabloquants), RYTHMOL,

— **classe III** : SOTALEX 80 mg x 2 par jour,

— si échec, CORDARONE 1 cp par jour 7 jrs/sem ou possibilité d'association entre les différentes classes (en baissant les doses) ou avec un digitalique, ou une éventuelle « modulation » de la conduction auriculo-ventriculaire peut être discuter,

— **Une indication d'une ablation localisée par voie endocavitaire de l'oreillette** est de plus en plus large et dépend du patient, de la gêne fonctionnelle et des récidives. Elle relève de centres de rythmologie hyperspécialisés. L'ablation d'un flutter atrial est généralement beaucoup plus facile que celle d'une fibrillation.

NB: Le traitement anti-thrombotique de la fibrillation atriale et du flutter atrial sera détaillé dans le chapitre «fibrillation atriale».

✓ Troubles du rythme, traitement anti-arythmique (suite 2)

f.Tachycardie supraventriculaire paroxystique, tachycardie jonctionnelle, maladie de Bouveret:
— pour la réduction de la crise : coup de poing sternal, manoeuvres vagales (Valsalva, compression oculaire, réflexe nauséeux, déglutition rapide), sinon hospitalisation pour administration de STRIADYNE **1 ampoule** en intraveineux rapide, digitaliques ou anti-arythmiques intraveineux «sous stricte surveillance ECG» (classe IC, II, III, IV). Exceptionnellement, stimulation auriculaire endocavitaire ou par voie oesophagienne ou choc électrique externe.
— pour la prévention des rechutes : toutes les classes peuvent être utilisées, l'ablation de la voie lente par radiofréquence étant là aussi une autre possibilité thérapeutique à discuter, l'amiodarone étant réservée aux cas rebelles ou au refus du patient.

2. Les indications à l'étage ventriculaire

a. Les Extrasystoles ventriculaires (ESV)
— Ne sont traitées par anti-arythmique que si elles sont associées à une cardiopathie +++.
— En fait, la cardiopathie sous-jacente éventuelle doit être étiquetée ex: ischémie, hypertrophie ventriculaire, insuffisance cardiaque....
— Les ESV sur coeur sain, dites «ESV bénignes », quoique dans certains cas très nombreuses et parfois symptomatiques, ne nécessitent pas d'anti-arythmiques +++. Des cardio-sédatifs type NATISEDINE, PALPIPAX, CARDIOCALM, peuveut être essayés à la demande ou le soir au coucher. Généralement, des faibles doses de bêtabloquants : TENORMINE 50 mg 1 cp/jr ou SELOKEN 100 1/2 cp/jr ou SECTRAL 200 1/2 cp/jr, MAGNE B6 : 6 cp par jour.

b.La Tachycardie ventriculaire
— La gravité est reliée à la tolérance clinique.
— l'ECG est branché en permanence.
— un Coup de poing sternal pouvant arrêter la tachycardie.
— l'Appel du SAMU pour hospitalisation en urgence en unité de soins intensifs (choc électrique, stimulation ventriculaire, anti-arythmiques par voie intraveineuse).

c.Le Torsade de pointes
— il est favorisée par bradycardie, hypokaliémie, allongement de l'espace QT, traitement antiarythmique +++.
— Hospitalisation en U également (à court terme, risque de fibrillation ventriculaire mortelle).

Classification de Vaughan-Williams des anti-arythmiques

Classe I *			Classe II	Classe III	Classe IV
IA	IB	IC	aténolol propranolol nadolol betaxolo métoprolol bisoprolol acébutolol ** pindolol ** céliprolol **		
quinidine disopyramide procaïnamide	lidocaïne mexilétine	flécaïnide		amiodarone d-sotalol	diltiazem vérapamil bépridil
		propafénone			
		cibenzoline			
*Les anti-arythmiques de la classe I sont décon- seillés en cas d'insuffisance coronaire et contre- indiqués en cas d'antécédents d'infarctus. ** Avec activité sympathomimétique intrin- sèque (ASI)					

17

Cardiologie

✓ Torsade de pointe

C'est d'une tachycardie ventriculaire polymorphe + des complexes QRS changeant d'axe + un aspect de torsion autour de la ligne isoélectrique (voir l'ECG suivant).

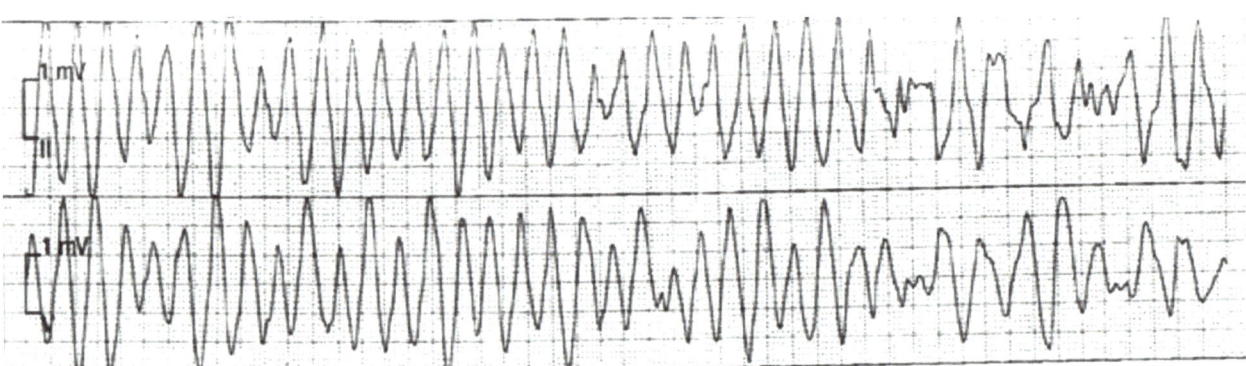

TRT DE LA TORSADE DE POINTES
- **Hospitalisation en Urgence dans un Service de Soins Intensifs de Cardiologie** :
  - Augmentation de la fréquence cardiaque «FC» (plus la fréquence cardiaque est basse, plus le QT est long) :
    - ISUPREL : 5 ampoules dans 250 cc de SG5%, au goutte à goutte pour obtenir une FC + de 90/mn.
    - Pose d'une sonde d'entraînement électrosystolique (SEES) dès que possible (pour régler la FC à 90/mn).
  - **Magnésium** : sulfate de magnésium en IV : 3 g en IVD puis perfusion de 6 à 12 g/24 hr.
  - Potassique (même si une kaliémie normale) : 3 à 6 gr/jr =3 amp de KCl; si besoin IVSE.
  - l'Arrêt de tous traitements allongeant le QT ++.
- En général, les épisodes de torsades de pointes cèdent spontanément et le TRT suivant aide à prévenir la récidive des crises et la survenue d'une fibrillation ventriculaire (FV).
- Si une FV survient, un CEE doit être effectué en urgence .
- Ensuite, un dépistage génétique du syndrome du QT long congénital doit être proposé si l'intervalle QT ne se normalise pas à distance et **ces patients doivent être porteurs de la liste complète des médicaments formellement contre-indiqués chez eux.**

✓ SYNDROME DE BRUGADA

- C'est une **maladie génétique autosomique dominante** avec pénétrance variable. Une anomalie du canal sodique permettant la dépolarisation des cellules ventriculaires au niveau de **l'épicarde du VD**.
- Une clinique d'histoire familiale de mort subite ,syncope, lipothymie ,ou bien mort subite récupérée.

- **A l' ECG**: Aspect caractéristique

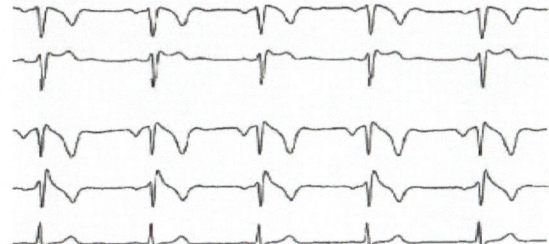

  BBDt avec **sus-décalage du segment ST dans les dérivations** V l et V2.

- LES **EXAMENS COMPLEMENTAIRES**

1-**Exploration électrophysiologique endocavitaire (EEP)**
• Permet de savoir si on arrive à déclencher une TV chez ces patients (généralement TV polymorphes). Elle est de moins en moins pratiqué car elle semble peu prédictive de la survenue de troubles du rythme ventriculaire, surtout chez les patients asymptomatiques.
2-**Test à l'**Ajmaline
• il a Intérêt si doute diagnostique «l'Ajmaline bloque le canal sodique entrant, donc majorant l'anomalie existant déjà dans le syndrome de Brugada».
• Aussi possibilité de démasquer l'aspect typique de **Brugada**, par exemple lorsque l'ECG est atypique ou dans le contexte d'un dépistage familial.

TRT
- L'implantation d'un défibrillateur automatique implantable (DAI) est le **seul traitement actuellement reconnu** du syndrome de Brugada.
- Indiqué si aspect ECG typique et si le patient a des symptômes et/ou des ATCDs de mort subite dans la famille.

Cardiologie

✓ SYNDROME DE WOLFF-PARKINSON-WHITE

• Syndrome est caractérisé par la présence d'un **faisceau accessoire** (faisceau de **Kent**), reliant directement les oreillettes aux ventricules, sans cheminer par le noeud auriculo-ventriculaire.
• Ce faisceau forme un circuit de réentrée entrainant une tachycardie réciproque (voir le cours de Tachycardie jonctionnelle).
• Peut survenir chez des patients indemnes de toute cardiopathie (plus fréquent) ou dans le cadre de cardiopathie particulière : maladie d'Ebstein «insertion basse de la valve tricuspide» ou prolapsus mitral, le plus souvent.
• Il correspond à la présence d'un faisceau de Kent antérograde associé à des palpitations.
• Toutefois, ce faisceau de Kent peut exister, mais ne conduit que de manière rétrograde. Dans ce cas, l'ECG de base sera normal, mais le patient pourra présenter des tachycardies réciproques orthodromiques = Kent caché.

A• CE FAISCEAU EST RESPONSABLE D'ANOMALIE ELECTROCARDIOGRAPHIQUE:
1-En dehors des crises de tachycardie, on peut retrouver un aspect typique avec:
- Espace PR court
- Présence d'une onde delta
- En pratique, on analyse l'aspect en Vl , V2:
   • Si l'onde delta est positive (aspect de retard droit), le Kent est plutôt gauche.
   • Si l'onde delta est négative (aspect de retard gauche), le Kent est plutôt droit.
- On analyse ensuite D 2, D3, VF: Si l'onde delta est négative, le Kent est plutôt inférieur ou postérieur.
- En Dl, VL: Si l'onde delta est négative, le Kent est plutôt latéral gauche.

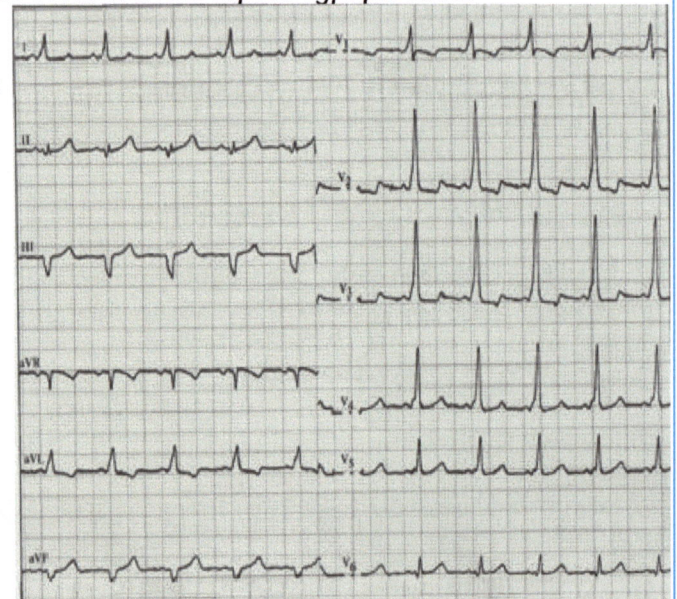

2-Le faisceau de Kent peut être responsable de crises de tachycardie paroxystique
• En effet, il favorise la survenue de tachycardie jonctionnelle.
• cette tachycardie peut descendre par voie normale et remonter par voie accessoire = tachycardie orthodromique. Dans ce cas, les QRS sont fins (diagnostic différentiel avec la réentrée intra-nodale).
• La tachycardie peut au contraire descendre par voie accessoire et remonter par voie normale = tachycardie antidromique. Dans ce cas, les QRS sont larges.

• **Le risque principal du syndrome de Wolff-Parkinson-White (WPW) est la survenue d'une fibrillation auriculaire**. En effet, les patients atteints font plus souvent de la fibrillation auriculaire que la population normale. De plus, comme le faisceau de Kent ne possède pas d'activité décrémentielle (au contraire du noeud auriculo-ventriculaire), il peut conduire aux ventricules une activité auriculaire dont la fréquence peut être très élevée (cela dépend de la période réfractaire du faisceau de Kent). En FA, l'activité auriculaire varie de 400 à 600/minute et, en présence d'un faisceau de Kent dont la période réfractaire est courte, il est possible d'atteindre une fréquence ventriculaire de 200 à 300/minute **(risque vital si FC> 250/min)**.
→**Le risque est alors celui d'une fibrillation ventriculaire.**

✓ SYNDROME DE WOLFF-PARKINSON-WHITE: *Suite*

Examanens complémentaires:
- le problème essentiel concernant le syndrome de Wolff-Parkinson-White est d'évaluer le risque de survenue de fibrillation ventriculaire.
- Ce risque est élevé lorsque le patient passe en fibrillation auriculaire et que la période réfractaire du Kent est courte (< 250 ms).
- Le but des examens complémentaires est donc d'évaluer ces 2 paramètres.
- Pour évaluer la période réfractaire du faisceau de Kent, il suffit d'accélérer le rythme des oreillettes et de mesurer à partir de quelle fréquence l'aspect de Kent antérograde (PR court et onde delta) disparaît. On peut donc mesurer la période réfractaire antérograde du faisceau de Kent par une EXPLORATION ELECTROPHYSIOLOGIQUE ++++ (ou épreuve d'effort, ou bien stimulation oesophagienne).
- En conclusion, on estime qu'un patient est à risque lorsqu'il possède une période réfractaire antérograde du Kent < 250 ms.
- Pour évaluer la vulnérabilité auriculaire (si c'est facile à passer en FA), chacune de ces explorations peut aussi être utilisée. En accélérant la fréquence des oreillettes, le patient peut passer en FA, ce qui identifie les patients qui ont risque de passer en FA.

TRT
• Si le patient est symptomatique = ablation de la voie accessoire par radiofréquence.
Attention!!: les traitements qui bloquent le noeud auriculo-ventriculaire sont contre-indiqués dans le syndrome de Wolff-Parkinson-White: digitaliques, ISOPTINE et éventuellement Beta-bloquant. En effet, lorsque l'on bloque le NAV, la conduction auriculo-ventriculaire peut se faire exclusivement par le faisceau de Kent, ce qui favorise la conduction en lll dans les troubles du rythme supraventriculaire (avec donc le risque de FV).

Cardiologie

✓ DEFIBRILLATEUR AUTOMATIQUE IMPLANTABLE (DAI)

- C'est un dispositif de détection des troubles du rythme ventriculaire graves et de les traiter automatiquement sans intervention extérieure (médecins ...).
- Il est composé :
D'un boîtier, plus gros que celui d'un pacemaker standard, enregistre et traite toutes les informations provenant du coeur.
et D'une sonde apportant ces informations au boîtier et délivre un choc électrique interne si nécessaire.
- Le principe de la pose est tout à fait similaire à celui d'une pose d'un pacemaker (anesthésie locale, abord d'une veine céphalique, boîtier sous-cutané).

- **LE BOITIER**
  • Placé sous la peau ou sous le muscle du malade.
  • Contient une batterie (de lithium), ce qui permet :
    – De stimuler le coeur = tous les DAI ont une fonction pacemaker.
    – De délivrer les chocs électriques si nécessaire.
  • Contient en plus des circuits électroniques permettant de traiter les informations recueillies par une sonde.
  • Possède un système de mémoire permetant, lors des différents contrôles, de savoir s'il est arrivé des troubles du rythme et de préciser leur type.
  • Il existe un système de connexion permetant de relier le boîtier à la sonde de défibrillation.

- **LA SONDE**
  • C'une sonde siliconée souvent qui contient à son extrémité un système de bobine qui permet de délivrer un courant électrique de défibrillation (**coil**).
  • Lorsqu'il est nécessaire de délivrer un choc, celui-ci se fait entre le coil et le boîtier (qui est actif électriquement). Il est possible d'implanter une sonde à 2 coils, pour améliorer l'efficacité du choc (**double coil**).
  • Cette sonde destinée à la défibrillation est implantée à l'apex du ventricule droit ou au niveau du septum interventriculaire (elle est fixée souvent par un système de vis).

On peut implanter :
1 seule sonde (dans le VD) = **DAI simple chambre**.
  2 sondes (dans l'OD et le VD) = **DAI double chambre**.
    3 sondes (dans l'OD, le VD et sur la paroi latérale du VG en passant par le sinus veineux coronaire) = **DAI triple chambre**, indiqué en cas de nécessité d'un DAI + une resynchronisation cardiaque (IC + FEVG basse et bloc de branche large à l'ECG).

Indication:
• **En prévention secondaire** (= après la survenue d'une TV ou d'une FV):
- Quelle que soit la FEVG, chez patient ayant présenté un arrêt cardiaque ressuscité sur fibrillation ventriculaire ou une tachycardie ventriculaire + instabilité hémodynamique, à condition que l'espérance de vie est supérieure à 1 an et que cette arythmie est sans cause (infarctus, hyperkaliémie.....).
- Une TV ou une FV à la phase aiguë d'un SCA ne constitue pas en soi une indication au défibrillateur implantable.
- Une TV soutenue spontanée, symptomatique sur cardiopathie.
- Une TV soutenue spontanée, mal tolérée, en absence d'anomalie cardiaque, pour laquelle un traitement médical ou une ablation ne peut être réalisé ou a échoué.
- Un Syncope de cause inconnue + TV soutenue ou FV déclenchable, en présence d'une anomalie cardiaque sous-jacente.
• **En prévention primaire** (= avant tout épisode de TV ou de FV): Patient avec IC à FEVG réduite (FEVG :S 35%), restant symptomatique en classes NYHA II à III, malgré 3 mois de traitement médical optimal, à condition que l'espérance de vie est plus à 1 an.
N.B.: après un infarctus, attendre 40 jours pour réévaluer la FEVG!!!

Cardiologie

✓ Fibrillation atriale (FA) : Dc

- La FA est Arythmie cardiaque fréquente (10 % si âge plus de 80 ans), augmnetant x 5 le risque d'AVC (à 20 % des AVC), associée à une insuffisance cardiaque dans 30 % des cas.
- Souvent a ou pauci symptomatique (palpitations, dyspnée, asthénie et douleur thoracique), la FA peut être révélée par une insuffisance cardiaque ou un accident embolique artériel.

L'ECG: montre l'absence d'ondes P + des intervalles RR irréguliers avec QRS fins ou larges «en cas de bloc de branche préexistant ou fonctionnel»:

1-L'Activité auriculaire
- Absence d'activité auriculaire organisée (absence d'ondes P sinusales).
- Trémulation polymorphe de la ligne de base «très rapide» (400-600/min).
- Amplitude variable(« grosses mailles»,« petites mailles», voire très aplatie et indécelable).
- Mieux vue en Du, Dm, a VF où elle est complètement désorganisée (à la différence des ondes Fdu flutter qui sont organisées) ; se méfier de la dérivation Vl parfois trompeuse.

2-L'Activité ventriculaire
- Rythme irrégulier : pas de 2 espaces RR égaux. **NB: possible rythme pseudo-régulier** dans les FA très rapides (comparer plutôt les RR longs).
- Rythme rapide: FC > 100/min habituellement, sauf en cas de trt bradycardisant.
- **NB**: les FA chroniques anciennes sont souvent à petites mailles et ont souvent une FC < 100/min « même sans trt bradycardisant ».
- QRS fins, sauf an cas de 3 situations : bloc de branche organique (permanent), bloc de branche fonctionnel « tachycardie dépendante » intermittent le plus souvent, voie accessoire auriculoventriculaire « faisceau de Kent » avec pré-excitation ventriculaire.

3-Les Autres signes sont
- En rapport avec une cardiopathie sous-jacente : HVG «Sokolow», ondes Q de nécrose.
- Troubles diffus de la repolarisation ventriculaire qui sont fréquents pendant les accès et pouvant persister après réduction «T négatives, ST raide ou sous-décalé, QT allongé».
- une cupule digitalique (si traitement par digoxine).

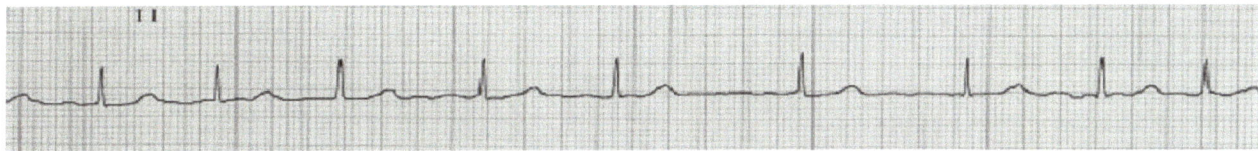

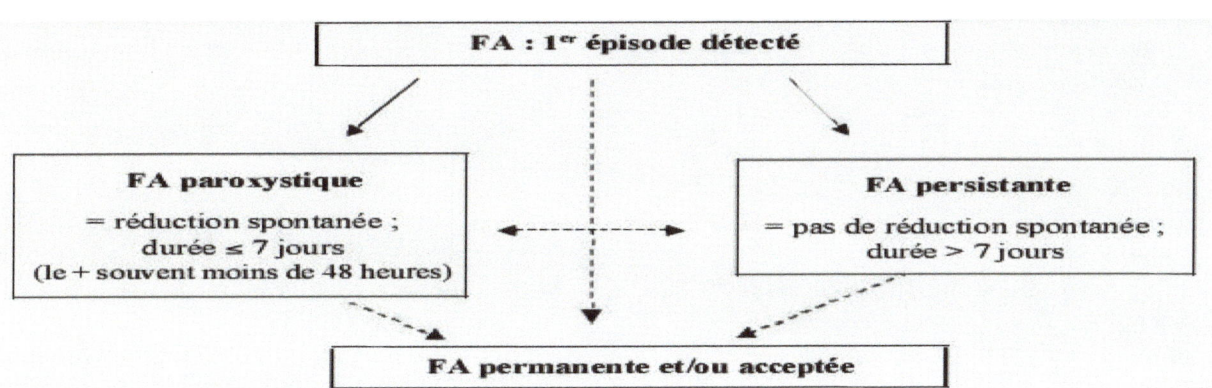

✓ Fibrillation atriale (FA) : TRT

Objectif = prévention des complications emboliques.
Le TRT anticoagulant est la base du trt que la FA soit paroxystique ou permanente. Le choix entre contrôle du rythme et contrôle de la fréquence sera fait en fonction de (l'âge, des symptômes, de l'ancienneté de l'arythmie et de la cardiopathie sous-jacente). Quelque soit l'anticoagulant utilisé, l'éducation thérapeutique est importante.

1• Il faut **une évaluation du risque embolique !!!!** = score CHA2DS2-Vasc (pour les FA non valvulaires)
 – La FA valvulaire «valvulopathie mitrale ou prothèse mécanique» ou associée à une cardiomyopathie hypertrophique est une indication formelle d'anticoagulant.
2• Il faut **une évaluation du risque hémorragique !!!!** = score HAS-BLED qui ne doit pas faire exclure les patients d'un traitement anticoagulant mais mieux contrôler les facteurs qui augmentent le risque hémorragique «contrôle tensionnel, éviter les AINS... etc».
3• Il faut rechercher les associations déconseillées et les précautions d'emploi :
 – anticoagulants, A I N S , antiagrégants plaquettaires, insuffisance rénale ou hépatique, grossesse, revascularisation coronaire ou artérielle périphérique récente ;
 – antiarythmiques : médicaments favorisant les torsades de pointe.

1 Ordonnance de prévention des complications thromboemboliques:
• **FA valvulaire** (valvulopathie mitrale rhumatismale ou prothèse valvulaire mécanique): AVK.
• **FA non valvulaire** :
 – score CHA2DS2Vasc = 0 ou sexe féminin isolé : pas de traitement anticoagulant (ni aspirine) sauf après cardioversion «4 semaines» ;
 – score CHA2DS2Vasc = 1 chez l'homme ou = 2 chez la femme : discuter le traitement anticoagulant au cas par cas ;
 – score CHA2DS2Vasc 2: 2 chez l'homme ou 2: 3 chez la femme : traitement anticoagulant.
• **Les nouveaux anticoagulants sont en première intention :**
 – Apixaban : 5 mg matin et soir (2,5 mg si 2 des caractéristiques
suivantes : âge 2: 80 ans, poids < 60 kg, créatinine 2: 133 µmol/L) ; ou
 – Rivaroxaban : 20 mg/jr au cours d'un repas (15 mg/jr si ClCr < 50 mUmin, association avec quinidine); ou
 – Dabigatran : 150 mg matin et soir (110 mg si âge > 80 ans, Cl Cr < 50 ml/min, association avec vérapamil). Médicaments contre-indiqués : inhibiteurs du cytochrome P450, antifongiques azolés et dronédarone avec le dabigatran.
• **Si C/Cr < 30 mUmin ou patient déjà traité par AVK avec INR stable** : Warfarine, 5 mg/jr «commencer à mi-dose si âge > 70 ans ou poids < 50 kg ou dysfonction hépatique ou rénale» pour obtenir un INR compris entre 2 et 3.

2. Le TRT de l'arythmie fait appel à 2 stratégies pouvant se succéder dans le temps:
 • Contrôle de la fréquence
 • Contrôle du rythme   (Voir la page suivante)
SURVEILLANCE
• De l'efficacité du trt : INR pour les AVK avec un objectif entre 2 et 3. Pas de surveillance de l'INR pour les nouveaux anticoagulants.
• Des effets indésirables de l'anticoagulation : saignements divers. Pour les NACO, surveillance de l'hémoglobine, de la clairance de la créat et des transaminases / an (ou tous les 6 mois si Cl Créat < 60 mUmin ou âge > 75 ans).
• Du risque de dysthyroidie sous Amiodarone : surveillance TSH 2 fois / an.

Cardiologie

✓ Fibrillation atriale (FA) : TRT (suite)

1• Contrôle de la fréquence, l'objectif de FC moyenne < 11 0/min :

a- en aigu (IV lente) après avoir vérifié la fonction du VG :
- Aténolol : 1-1 0 mg IV lente,
ou
- Métoprolol : 2,5 -10 mg IV lente,
- Digoxine : 0,5 mg IV lente, peut être utilisée en cas d' IC après avoir vérifié la kaliémie et l'absence de cardiopathie obstructive ;

b- en chronique (per os) :
- Beta-bloquant : Bisoprolol, 1 ,25 à 1 0 mg/jr,
ou
- inhibiteur calcique non dihydropyridine en l'absence de dysfonction systolique du VG : Diltiazem, 60 mg x 3 /jr ou 90 ou 120 mg x 2 /jr, ou Diltiazem LP, 200 ou 300 mg en 1 prise/jr. Digoxine, O, 1 25 à 0,25 mg/jr, utilisée avec précaution en cas d'insuffisance rénale, n'a d'effet ralentisseur qu'au repos .

2• Contrôle du rythme : restaurer et maintenir le rythme sinusal en évitant la morbidité liée aux trts antiarythmiques et en expliquant au patient les risques de récidive de la FA. Après premier épisode de FA, on ne propose pas de trt préventif sauf pour des cas particuliers. L'efficacité des traitements antiarythmiques est modeste.
- Cardioversion électrique ou pharmacologique sous anticoagulation efficace depuis au moins 3 semaines (une cardioversion immédiate peut être nécessaire en cas d'instabilité hémodynamique).
- Trt préventif des récidives :
- Flécaïnide, 100 à 300 mg/jr, associé à un Beta-bloquant (en l'absence de cardiopathie, de bloc de branche G et âge < 80 ans) ;
- Sotalol, 80 à 160 mg x 2 /jr (arrêt si allongement du OT) ;
- en cas d'insuffisance cardiaque (IC) : Amiodarone, 200 mg/jr (également utilisé en dernière intention sur coeur sain en raison des effets secondaires extracardiaques).
L'ablation par cathéter doit être discutée précocement en cas de FA paroxystique récidivante sur coeur sain avec oreillette gauche peu dilatée chez les sujets jeunes < 70 ans.

3. Règles hygiénodiététiques
- Régime hyposodé standard «500 à 1 000 mg de Na /jr» en cas d'insuffisance cardiaque.
- PEC d'une obésité et d'un éventuel syndrome d'apnée du sommeil.
- PEC de l'hypertension artérielle et des autres facteurs de risque cardiovasculaire.
- Arrêter toute intoxication alcoolique.

4. Cas particuliers
- En cas d'AVC: anticoagulant initié après 1 à 2 semaines en l'absence de transformation hémorragique. Si AIT, anticoagulant initié immédiatement mais après une TDM cérébrale.
- Si bradyarythmie symptomatique persistante malgré l'arrêt des trts bradycardisants : implantation d'un stimulateur cardiaque de même qu'en cas d'alternance FA/bradycardie sinusale.
- Si valvulopathies, la FA est un tournant évolutif dans la maladie et doit faire discuter une correction valvulaire chirurgicale ou percutanée.
- En cas d'hyperthyroidie, la cardioversion ne doit être envisagée qu'après correction de l'hyperthyroïdie. Le propanolol est habituellement utilisé pour le contrôle de la FC.
- En cas de flutter auriculaire, l'indication de trt anticoagulant est la même. Par contre, le trt antiarythmique de 1 ere intention consiste en l'ablation par radiofréquence de l'isthme cava-tricuspide.

✓ Tachycardies jonctionnelles ou rythmes réciproques

- Elles sont -historiquement- regroupées sous **le terme de maladie de Bouveret**, les tachycardies jonctionnelles «TJ» évoluent par crises, typiquement **régulières à QRS fins**, aux alentours de 180-200/mn en absence de traitement anti-arythmique. Elles débutent volontiers chez un **adulte jeune à coeur sain**, elles possèdent le **plus souvent** un caractère **bénin**.
- **Cliniquement** suspectées devant des accès de palpitations à début brusque = sensation de « déclic », de durée variable (quelques min à plusieurs heures) et une fin brutale (parfois déclic et débâcle polyurique), spontanée ou arrêtée par les manoeuvres vagales. Plus rarement des douleurs thoraciques, une oppression, une crise d'angoisse ou une syncope peuvent révéler la crise. Sur le plan **physiopathologique**, il faut distinguer :
    - **les tachycardies nodales / par réentrée intranodale** : par un circuit de conduction circulaire qui s'organise entre voie lente et voie rapide dans le noeud atrioventriculaire (NAV). Chaque **ORS** est suivi d'onde **P rétrograde négative** dans les dérivations inférieures. L'ECG post **régularisation** est **normal** ;
    - **les tachycardies par rythme réciproque orthodromique** : par un circuit de réentrée s'organisant entre le NAV, les ventricules, un faisceau accessoire (dit de Kent), les oreillettes puis le NAV. Chaque ORS est suivi d'une onde P rétrograde négative dans les dérivations inférieures. L'ECG après réduction montre un aspect de **Wolf-Parkinson-White** (PR court, onde delta de préexcitation, troubles de repolarisation) ; parfois le ORS est normal, il peut s'agit d'une voie accessoire à conduction rétrograde exclusive ;
    - **plus rarement, les TJ se manifestent par des tachycardies à ORS larges** «NB : le 1er diagnostic à évoquer est alors une tachycardie ventriculaire » :
        • quand la T J est associée à un bloc de b ranche préexistant organique (persistant) ou fonctionnel (régressif à l'arrêt de la crise),
        • qaund le circuit de réentrée s'organise en sens inverse (antidromique) entre un faisceau accessoire de Kent, les ventricules, le NAV, les atriums puis le faisceau de Kent.
- **Attention !** Une élévation de troponine hypersensible est fréquente aprés une TJ prolongée et ne doit donc pas être interprétée comme un syndrome coronaire aigu

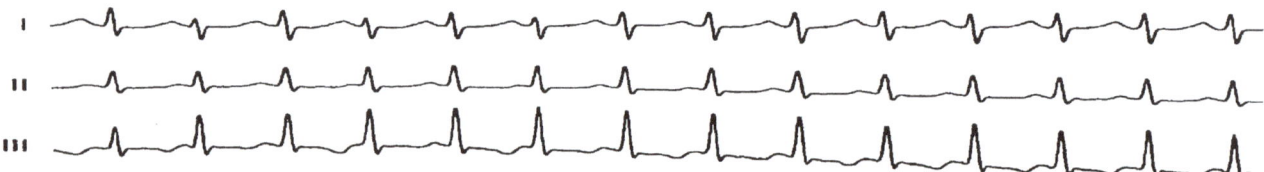

2. Le TRT
- Objectif:
• Interruption de la crise et soulagement du patient en bloquant la conduction dans le NAV par une stimulation vagale.
• Prévention des récidives par les antiarythmiques en fonction de la fréquence et de l'intensité des crises.
- PRÉCAUTIONS AVANT LE TRAITEMENT ! :
• Rechercher les patients à risques pour le massage carotidien : ATCD vasculaires, possible sténose carotidienne.
• Rechercher les contre-indications :
- adénosine : asthme ;
- diltiazem, vérapamil, bêtabloquants : insuffisance cardiaque, hypotension artérielle, grossesse et allaitement.
- Dans tout les cas, rassurer le patient sur le caractère bénin de ces crises.

Cardiologie

✓ Tachycardies jonctionnelles ou rythmes réciproques: TRT

1 - TRT simple de la crise de tachycardie

Dans tous les cas, le patient doit être allongé puisque une brève pause ventriculaire peut survenir à l'arrêt de la tachycardie.

• Stimulation vagale par le patient lui-même: manoeuvre de Valsalva «expiration forcée à glotte fermée pendant 15 secondes», réflexes nauséeux, ingestion d'eau glacée « 20 % de retour en rythme sinusal en 1 min».

• Stimulation vagale par le médecin : massage du sinus carotidien ou manoeuvre de Valsalva modifiée ➔ surélévation des jambes à 45° pendant 15 secondes après l'expiration à glotte fermée (40-50 % de retour en 1 seule min).

2 - En cas d'échec des manoeuvres vagales

Il faut une utilisation des médicaments par voie intraveineuse (utilisables chez la femme enceinte)

- adénosine triphosphate 20 mg/2 mL : 1 0 mg en bolus en IVD et, si nécessaire, 20 mg en bolus en IVD au bout de 2 minutes, ou bien

- adénosine 6 mg/2 mL : 3 mg en bolus en IVD et, si nécessaire, 6 mg puis 12 mg toutes les 2 minutes.

Ces injections nécessitent un monitoring ECG continu et une ampoule d'atropine 1 mg (en IVD) sera préparée en cas de bloc sinusal prolongé.

3 - Ordonnance de traitement préventif des crises

Elles nécessitent un traitement chronique pour les crises épisodiques plus ou moins fréquentes par un traitement antiarythmique dont l'efficacité est inconstante avec des effets secondaires potentiels «effets pro-arythmiques surtout». L'analyse du rapport bénéfice/ risque doit être soigneusement faîte.

• Si les crises sont prolongées mais rares avec des symptômes modérés, sur coeur sain et en l'absence de pré-excitation, la stratégie « pill in the pocket » est proposée : diltiazem 120 mg, 1 cp associé à propranolol 80 mg, 1 gél. en cas de crise prolongée, sans traitement au long cours.

• Si les crises sont plus fréquentes et non contrôlées :

- vérapamil LP 240 mg : 1 cp/jr, ou

- diltiazem LP 200 mg/j: 1 gél./jr, ou

- aténolol 50 mg : 1 cp/jr.

• Une ablation de la double voie nodale par voie endocavitaire peut être proposée en alternative du traitement antiarythmique, si les crises sont mal tolérées, soit par leur sémiologie, ou par leur répétition, soit par leur durée ou pour des raisons de mode de vie «par exemple métier à risque». Le patient doit être informé des risques de l'ablation, en particulier de la survenue possible d'un BAV.

4 - Cas particuliers

• Si la crise n'arrête pas après les injections d'adénosine, d'autres agents pharmacologiques peuvent être utilisés à la phase aiguë sous monitorage ECG continu:

- vérapamil injectable 5 mg/2 ml, 1 ampoule en injection IV lente sur 3 min, ou

- diltiazem injectable flc 25 mg : 0,25 mg/kg en injection IV sur 3 min, ou

- aténolol injectable 5 mg/10 ml : 1 mg en IVD toutes les 2 min jusqu'à 5 mg en l'absence d'insuffisance cardiaque.

• Si échec ou si cardiopathie sous- jacente : amiodarone injectable 150 mg/3 ml, 150 mg en perfusion dans 250 ml de SG5% en 20 min «réservé à l'hôpital».

• En cas du syndrome de Wolff-Parkinson-White, l'ablation du faisceau pathologique par voie endocavitaire constitue le traitement de choix.

Cardiologie

✓ TROUBLES DE LA CONDUCTION INTRACARDIAQUE

-Un ralentissement / bloc au niveau des voies de conduction myocardique au niveau: (Voir ECGs dans la page suivante)

a-Noeud sinusal: Bloc sino-auriculaire. 3 types :

Type 1 : non visible à l'ECG.

Type 2 : disparition intermittente d'une onde p.

Type 3 : disparition complète de l'activité auriculaire= échappement jonctionnel.

b-Anomalie de conduction auriculo-ventriculaire = BAV 3 types :

Type I: allongement constant de l'espace PR (en général bloc nodal).

Type II:

Mobitz 1 : allongement progressif de l'espace PR avec une onde p bloquée (périodes de Luciani-Wenckebach). Correspond en général à un bloc nodal.

Mobitz 2: blocage complet et intermittent de la conduction AV= onde p bloquée (3/1, 4/1. .). Correspond en général à un bloc infra-nodal.

Type III: dissociation auriculo-ventriculaire complète avec QRS fins ou larges en fonction du niveau d'échappement.

c-Bloc de branche Complet «QRS > 0,12 seconde» ou incomplet «QRS compris entre 0,08 et 0,12 seconde».

Organique ou fonctionnel (phase 3 ou 4):

Bloc de branche gauche «BBG» :

Retard à l'apparition de la déflexion intrinsécoïde en V6 supérieur à 0,08 seconde.

Aspect R exclusif ou en M en V6 et DI.

Aspect QS en VI, V2, V3.

Troubles de repolarisation (ondes T négatives) en V4, VS, V6.

Déviation axiale gauche modérée possible (axe entre -30° et +30°).

Bloc de branche droit «BBD» :

Retard de l'apparition de la déflexion intrinsécoïde en VI supérieur à 0,05 seconde.

Aspect rSr' en VI.

Onde S «traînante» en DI et V6.

Déviation axiale droite rare.

d-Hémibloc de la branche gauche

Hémibloc antérieur gauche :

QRSfins inférieurs à 0,08 seconde.

Déviation axiale gauche au-delà de -30° (d'où onde S profonde en DIII et aVF).

Persistance de petite onde q initiale en DI, aspect r2, r3 initial.

D'où l'aspect Q_1S_3.

Hémibloc postérieur droit :

QRSfins inférieurs à 0,08 seconde.

Déviation axiale droite au-delà de 120°.

Aspect r1, q2, q3 initial, d'où l'aspect S_1Q_3 .

Absence d'hypertrophie ventriculaire droite.

- Cliniquemment:

Syncope : symptôme majeur, évocatrice d'un trouble conductif si type Adams-Stokes.

Lipothymies : ont la même valeur sémiologique que la syncope +++.

Dyspnée. Troubles neuropsychologiques. Angor.

De manière globale, seuls les troubles conductifs de haut degré sont responsables de symptômes : BAV III, BAV II Mobitz 2, BSA type 2 ou 3.

Bilan à rélaiser:

-ECG +++; - Holter des 24 heures; Exploration électrophysiologique : examen invasif de référence, utile si ECG +/- Holter-ECG non contributifs.

- Holter implantable REVEAL ® : réservé au dernier recours.

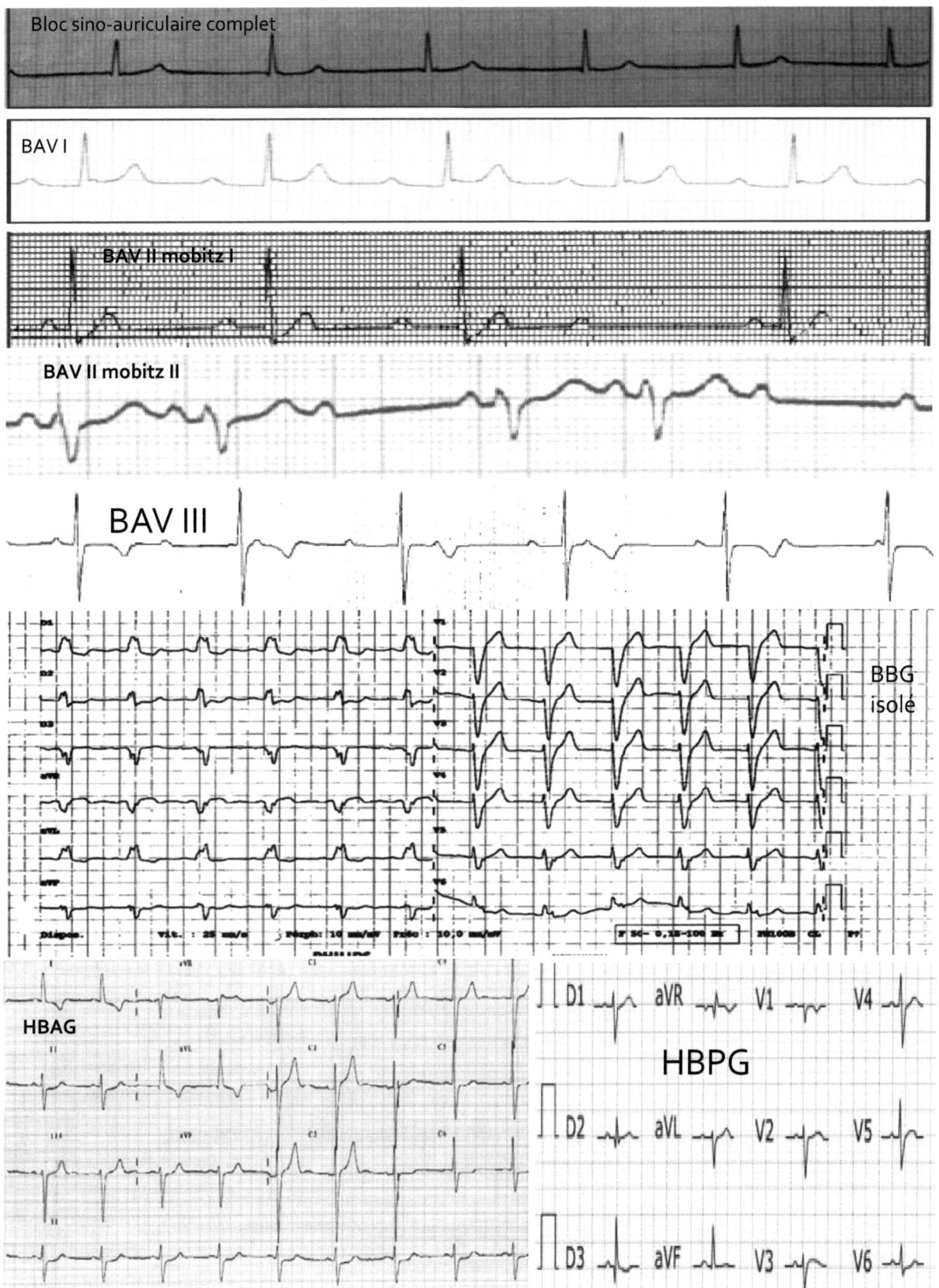

Bloc sino-auriculaire complet

BAV I

BAV II mobitz I

BAV II mobitz II

BAV III

BBG isolé

HBAG

HBPG

D1 aVR V1 V4
D2 aVL V2 V5
D3 aVF V3 V6

Cardiologie

✓ TROUBLES DE LA CONDUCTION INTRACARDIAQUE: TRT

- l'objectif est de rapporter les symptômes du patient à un éventuel trouble conductif grave :
- Patient présente des symptômes et l'ECG confirme le trouble conductif de haut degré sans cause aiguë réversible (BA V III, BA V II Mobitz 2, BSA type 2 ou 3) = PM.
- Patient présente des symptômes (syncope de type Adams-Stokes surtout), mais l'ECG n'est pas contributif: Holter et exploration électrophysiologique ++. Si non contributif, Holter implantable.
- Patient est asymptomatique, mais il présente un trouble conductif :
S'il s'agit d'un trouble conductif de haut degré (BAV III, BAV II Mobitz 2, BSA type 2 ou 3), la pose du PM est proposée en 1 ère intention. Sinon, une surveillance simple est nécessaire.

1-En aigu
- Hospitalisation en USIC.
- Evaluer la tolérance du trouble conductif++ : par un examen clinique (PA, FC, marbrures, etc.), les signes fonctionnels: dyspnée, syncope à répétition, angor parfois, etc.
- Une Surveillance scopique continue.
- Un Arrêt de tous les traitements bradycardisants ++++.
- Ilfaut Eliminer une hyperkaliémie.
- Coup de poing sternal, massage cardiaque externe (MCE) et ventilation au masque dans les arrêts cardio-circulatoires.
- **Traitement médicamenteux :**
    ISUPREL **5 ampoules à 0,2 mg dans 250 mL SG 5%, adapter le** débit de la perfusion pour obtenir la fréquence souhaitée.
    CAS PARTICULIER des BAV dans les infarctus du myocarde INFERIEURS qui répondent bien à l' ATROPINE (1/2 à 1 mg IVL), aussi les troubles conductifs dont l'origine peut être vagale.
    NB: il est rare de ne pas accélérer le rythme cardiaque avec le traitement médicamenteux.
• **En cas d'échec, POSE D'UNE SONDE D'ENTRAINEMENT ELECTROSYSTOLIQUE PAR VOIE ENDOCAVITAIRE.**
- TRAITEMENT ETIOLOGIQUE ++++
De:
    Intoxication digitalique.
    Hyperkaliémie.
Par: Revascularisation en urgence en cas de SCA +++.
    En l'absence de cause aiguë réversible, implantation d'un pacemaker dans les 24-48 heures.
2-En chronique
-Un seul traitement efficace qui est l'implantation d'un pacemaker (PM).
- **L'indication du PM est posée devant tout trouble conductif de haut degré symptomatique.**
- Chez les patients asymptomatiques, la discussion de l'implantation du PM se fait au cas par cas :
    * S'il y a nécessité de poursuivre des traitements ralentisseurs (bêtabloquants dans l'IC).
    * Etat général du patient.
    * Cardiopathie sous-jacente ...

SUIVI D'UN PATIENT PORTEUR D'UN PACEMAKER
Le patient doit avoir une carte d'identité de l'appareil(permet d'identifier le PM), avec un suivi régulier et un contrôle du PM tous les ans.Il faut consulter en cas de fièvre et/ou d'écoulement purulent au niveau du boîtier(évoquant endocardite infectieuse sur sonde de PM).
Dans la vie courante : il est impossible de passer les portiques de sécurité à l'aéroport. **IRM contre-indiquée, sauf pour les PM de dernière génération qui sont IRM-compatibles**. Radiothérapie contre-indiquée. Ne pas rester trop longtemps au milieu des portiques de magasin. Prévenir l'anesthésiste et le chirurgien en cas d'utilisation d'un bistouri électrique qui peut déprogrammer le stimulateur. Eviter au maximum la proximité des plaques de chauffage à induction à moins de 30 cm d'un stimulateur car risque d'inhibition du stimulateur. Tenir son téléphone portable à distance du pacemaker. Utiliser l'oreille opposée par rapport au stimulateur; ne pas placer le téléphone près du stimulateur «dans la poche de la chemise par exemple». L'usage du micro-ondes est autorisé.